AF240019

NOTES MÉDICALES

EN TUNISIE

PAR

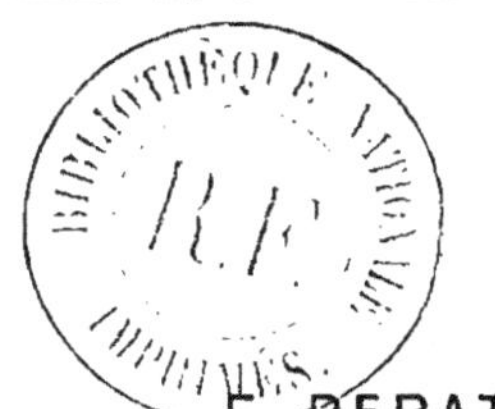

F. REBATEL & G. TIRANT.

DOCTEURS EN MÉDECINE.

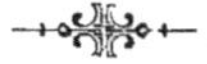

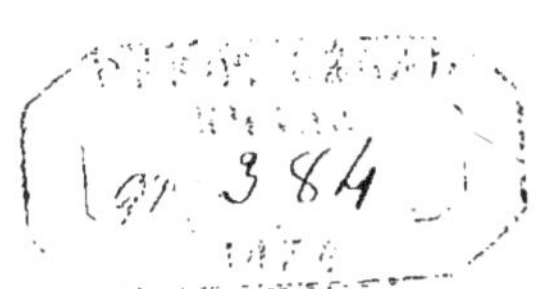

LYON

ASSOCIATION TYPOGRAPHIQUE

Riotor, rue de la Barre, 12

—

1874

NOTES MÉDICALES

RECUEILLIES EN TUNISIE

Les lecteurs du *Lyon Médical*. n'ont peut-être pas oublié que deux jeunes médecins lyonnais se sont adjoints, il y a environ trois mois, à une expédition scientifique qui avait pour but, sous les auspices du gouvernement français, d'explorer certaines régions encore peu connues de la Tunisie.

De retour aujourd'hui dans leur ville natale, les auteurs de ces lignes cèdent à l'invitation bienveillante des rédacteurs du journal en publiant les impressions médicales qu'ils ont rapportées de ce voyage. La rapidité avec laquelle ont été recueillies et rédigées ces notes, sans prétention aucune, leur sera un titre, ils en ont du moins l'espoir, à l'indulgence du public médical lyonnais.

Ce qui suit ne doit s'appliquer qu'aux Bédouins ou Arabes de la tente : le Maure ou Arabe des villes, quoique appartenant à la même race, est arrivé, par le fait des habitudes, à constituer un type tout à fait différent. Doublement défendues par la jalousie et le fanatisme religieux, sa vie et son histoire pathologique sont un mystère, même pour les médecins européens qui, habitant depuis longtemps le pays, sont arrivés à s'y faire un nom. A plus forte raison l'étranger de passage ne peut-il rien pénétrer. A peine lui est-il permis de deviner, sur leurs visages pâles et amaigris, que ces hommes, qui n'ont d'autre but que de réaliser le paradis de Mahomet sur la terre, et peuvent user pour cela des ressources et des facilités vraiment exceptionnelles qu'offre la Tunisie, doivent payer un lourd impôt à une foule de maladies totalement inconnues des Arabes nomades. Ceux-ci vivent au grand jour, et il est d'autant plus facile de se faire une idée juste de leur état sanitaire que la confiance qu'ils ont dans les médecins européens ne connaît pas de limites et triomphe facilement de leurs habitudes et de leurs préjugés.

Ce fait, depuis longtemps connu, est journellement exploité par les voyageurs, qui tous sans exception se donnent comme médecins, ce qui est le meilleur passeport pour traverser ces pays.

Une circonstance particulière vint encore augmenter pour nous la confiance des Bédouins. Le second jour de notre départ, en arrivant à neuf heures du soir au douar des Mahédba, on vint nous prévenir qu'une femme, mordue depuis quelques heures par une vipère cornue (cerastes ægyptiacus) était extrêmement malade et réclamait nos secours. Curieux de voir les effets du venin de cette *léfâa*, dont on nous avait déjà beaucoup parlé, nous nous rendons en toute hâte auprès de la malade, que nous trouvons couchée sur le devant d'une de ces tentes arabes en poils de chameau, si basse qu'on ne peut entrer qu'à quatre pattes et qu'il faut rester dessous constamment accroupi.

C'était une scène toute nouvelle pour nous et vraiment fort étrange que celle que nous avions sous les yeux. Autour de la patiente étaient rangées quelques vieilles matrones, véritables sorcières, qui, ayant épuisé leur science, attendaient avec calme ce que nous allions faire, en hochant la tête d'un air de doute ; puis par derrière, dans le fond de la tente, un cercle de grands yeux noirs, brillants, ceux-là curieusement fixés sur nous. C'étaient les jeunes femmes qui, profitant du tumulte général, examinaient à leur aise « les chrétiens, fils de chiens », et chuchotaient entre elles en découvrant leurs magnifiques dents blanches ; le tout éclairé par un grand brasier en dehors de la tente, qui jetait d'immenses flammes, nous rôtissant à moitié, ou au contraire nous plongeait dans l'obscurité en nous suffoquant par la fumée. Nous étions là au milieu, accroupis sur notre malade, d'une façon très-incommode, sentant la vermine nous monter le long des jambes et fort embarrassés en somme, car le cas était grave.

Cette femme, vigoureuse Bédouine de vingt à vingt-cinq ans, était plongée dans un coma profond, avec stertor, écume à la bouche, etc., et nous crûmes au premier abord qu'elle allait mourir en peu de temps. Cependant le pouls, encore plein et fort, nous rassura un peu. On avait, suivant l'usage, cautérisé superficiellement le tour de la jambe pour empêcher le venin de remonter, introduit le membre blessé dans l'abdomen encore fumant du propre chien de la victime, gorgé la malheureuse d'huile, et on attendait le résultat avec la patience musulmane. La blessure datant de cinq heures, il ne fallait pas songer à cautériser la plaie; aussi nous nous contentons d'administrer une forte dose de rhum, de frotter vigoureusement le corps avec la même liqueur, ce qui, joint à deux pilules d'opium, amena une sudation abondante pendant la nuit. Le lendemain nous pûmes annoncer que la malade était sauvée, quoiqu'elle conservât, comme témoins de la gravité de l'empoisonnement, des symptômes assez sérieux; entre autres une paralysie complète de la vessie, qui m'obligea de la sonder, à l'ahurissement complet des vieilles sorcières, ne comprenant pas qu'un aussi petit instrument amenât des résultats si rapides et si certains.

La nouvelle de cette cure nous précéda de tribus en tribus; car la morsure de la vipère cornue, quoique rare, est très-redoutée et considérée comme fatalement mortelle. Aussi, en arrivant chaque soir au douar, étions-nous déjà connus de réputation, et de suite on s'informait si nous étions bien les médecins à la *lefâa*. Sur notre réponse affirmative, la consultation gratuite devenait obligatoire, et tous les malades de la tribu défilaient devant nous. Souvent même le chef en personne faisait la police et dirigeait le service, écartant les importuns et envoyant chercher dans leurs tentes, ou même à des douars voisins, les individus qu'il savait souffrants, pour les faire profiter d'une si bonne aubaine; bienheureux quand nous pouvions éviter les chameaux boiteux ou de faible constitution !

Les femmes, les jeunes surtout, exploitaient une pareille confiance au profit de leur curiosité. N'osant pas, dans la crainte du *matrak* conjugal, rôder trop près de notre tente, elles se trouvaient toujours à point nommé une maladie d'occasion, et le mari, peu défiant, se faisait un devoir et un plaisir de nous introduire dans son intérieur. C'est ainsi que la jeune femme du calife de Gafsa se trouva subitement prise d'un malaise qui nécessita notre intervention à onze heures du soir. Après un examen et une consultation en règle, nous ne pûmes lui découvrir d'autres maladies qu'un mari septuagénaire. Il est bon d'ajouter que l'admirable finesse de son type et le charme de ses grands yeux noirs enchaînaient tellement l'attention qu'il en restait vraiment trop peu pour poser un diagnostic précis.

Inutile d'ailleurs de songer à se soustraire à cet envahissement, ou d'opposer son impuissance dans certains cas. De vieilles femmes, portant des taches de la cornée depuis soixante ans, insistent avec l'énergie du désespoir, et un refus est toujours pris pour une preuve de mauvaise volonté.

Heureusement notre excellent guide et compagnon de route, M. Mattéi de Sfakes, que nous ne saurions trop remercier pour tous les services qu'il nous a rendus, nous avait trouvé, grâce à sa grande habitude du caractère arabe, une formule qui ne manquait guère son effet, et il nous suffisait de dire que « ce qu'Allah avait fait, l'homme ne pouvait pas le « défaire » pour voir se retirer avec résignation quelque incurable nous obsédant depuis des heures.

On comprend d'après cela que, lorsqu'on quitte un pays, on aie grande chance d'en avoir vu tous les malades, et qu'on puisse ainsi se rendre facilement compte de l'état sanitaire des régions parcourues.

Celles-ci s'étendent dans l'intérieur à 400 kilomètres du bord de la mer et à 700 ou 800 environ de Tunis. Quelques petites chaînes de montagnes peu élevées, derniers restes des hauts sommets de la province de Constantine, courent parallèlement à la côte et viennent rompre la monotonie de ces vastes plaines, où ne poussent que l'alfa et de très-maigres pâturages. Au-delà, c'est *Djeridd* ou pays des dattes ; c'est le véritable paysage africain se continuant sur plusieurs milliers de kilomètres, immensités de sable, coupées de loin en loin par ces féériques forêts de palmiers qui forment l'oasis. A l'époque où nous traversions ces pays (mars et avril), la chaleur était de 25 à 30 degrés à l'ombre pendant le jour ; la nuit nos thermomètres *à minimá* indiquaient 3 à 4 degrés au plus, températures véritablement froides, quand on couche par terre, à la belle étoile. Cette énorme disproportion entre la température du jour et de la nuit, due en partie à la facilité avec laquelle se fait le rayonnement nocturne sur de vastes surfaces découvertes, persiste toute l'année, alors même que le thermomètre s'élève à 45 degrés, et constitue un des phénomènes les plus remarquables de la région saharienne.

Ses habitants, uniquement pasteurs et nomades, forment en général une fort belle race, dont quelques types vraiment splendides. Grands et paraissant peu musclés, ils résistent aux privations et à la fatigue d'une façon étonnante. Marcher ou rester à cheval plusieurs jours sans manger n'est rien pour eux, et nous avons vu un courrier faire plus de 300 kilomètres en deux jours et demi pour apporter nos lettres à Gafsa. En revanche, ils sont d'une paresse dont rien ne peut donner l'idée ; complètement résignés par avance à tout ce qui peut leur arriver, ils ne font absolument rien que prier et dormir, laissant aux femmes le soin de tous les travaux, même les plus pénibles.

Celles-ci, à condition de les prendre très-jeunes, sont en général bien, quelquefois même fort jolies; toutes ont de beaux yeux et des dents éblouissantes. Seulement les rudes travaux auxquels on les soumet ne contribuent pas peu à les flétrir avec une incroyable rapidité. Fortement musclées, avec de larges hanches, elles accouchent presque toujours facilement. L'enfant, dès sa naissance, reste fixé à demeure sur le dos de la mère, qui vaque à ses occupations, sans jamais le déranger pas même pour l'allaiter, ce qui lui est facile su bout d'un ou deux accouchements.

Le pays est incontestablement très-sain ; nous n'avons pas eu l'occasion de rencontrer ou d'entendre parler d'un seul cas de fièvre intermittente. Malgré l'énorme différence de température entre le jour et la nuit, différence d'autant plus sensible pour les habitants qu'ils couchent toujours en plein air, les affections chroniques de l'appareil respiratoire y sont extrêmement rares ; dans tout notre voyage nous n'avons trouvé qu'un seul phthisique. Nous avons pu voir à notre retour que M. Henry Blanc, dans la très-intéressante relation de son voyage en Abyssinie, publiée actuellement par la *Gazette hebdomadaire*, avait fait la même remarque sur une race, en bien des points similaire à celle que nous avons observée; il dit n'avoir pas vu, lui, un seul phthisique sur plusieurs milliers de malades.

Le rhumatisme, dans ses formes chroniques et mal déterminées, se rencontre assez fréquemment; nous n'avons pas vu d'attaques aigües et elles doivent être rares, car sur un assez grand nombre de cœurs auscultés, pas un ne s'est trouvé porteur de lésion organique. Dans les grandes villes, et spécialement à Tunis, l'observation donnerait probablement un tout autre résultat.

On ne s'attend pas à rencontrer la scrofule chez des populations vivant constamment au grand soleil. Elle existe cependant, et les femmes et les enfants, porteurs de ganglions engorgés, d'eczéma impétigineux, de lésions osseuses ou autres manifestations de la scrofule, sont loin d'être rares. Peut-être doit-on en chercher la cause dans la transformation par hérédité d'une autre diathèse à laquelle les Arabes payent un tribut plus sérieux qu'au bey ; nous voulons dire la syphilis.

Elle règne dans ces pays en souveraine ; ceux qui ne l'ont pas sont la très-rare exception. Du reste, fort bien acceptée par tous, elle n'est plus une maladie honteuse, c'est le *grand mal;* et nous nous étonnions au début de voir les pères de famille nous amener leurs jeunes garçons, qu'il nous disaient très-simplement être atteints de *kébir*, sans s'inquiéter même par quel côté il avait pu venir. Toutefois, sans trop s'appesantir sur l'étiologie, ils connaissent la principale cause de contagion et nous avons vu plus d'une jeune femme se servir de ce prétexte pour réprimer les ardeurs trop pressantes d'un mari âgé ou déplaisant ; le malheureux ne se doutait pas que depuis longtemps déjà il ne craignait plus rien !

On dirait, d'ailleurs, que la maladie semble se reconnaître de ces bons procédés en traitant ses victimes avec moins de sévérité que chez nous : la syphilis nous a paru incontestablement moins grave en Tunisie qu'en France.

Il y a là, nous le savons, une grosse question, fortement débattue, et que nous n'avons pas la prétention de trancher ; nous ne pouvons qu'apporter ici notre conviction, solidement établie par l'observation des faits. Depuis longtemps on avait remarqué l'influence salutaire des climats chauds sur l'évolution de la syphilis, et nos officiers de marine contaminés savaient fort bien qu'un séjour aux Antilles valait mieux pour eux qu'une saison thermale. Depuis la conquête de l'Algérie, les chirurgiens militaires pour la plupart se sont élevés contre cette opinion ; leurs statistiques et rapports véritablement effroyables sont venus jeter le doute sur la question. Pour la résoudre, il faudrait des faits plus nombreux et surtout plus précis que ceux que nous avons ; nous ne pouvons, encore une fois, qu'exprimer une impression personnelle.

Sans aucun doute, les voûtes palatines perforées et les nez effondrés sont fréquents en Tunisie ; mais comment pourrait-il en être autrement sur un nombre aussi considérable d'individus atteints, et surtout d'individus livrés, pieds et poings liés, à la maladie, n'ayant ni mercure ni iodure de potassium à lui opposer ? Il nous paraît évident que si, en France, le malheur nous privait de ces puissants moyens de défense, sur un même nombre d'habitants, on verrait ces accidents plus fréquemment encore qu'en Tunisie, quoique chez nous la proportion des syphilitiques soit incontestablement bien moindre.

Une remarque curieuse, c'est que les perforations de la voûte palatine et les nécroses des os du nez, lésions constatables par tout le monde et impressionnant vivement les profanes, sont de beaucoup les manifestations les plus fréquentes de la maladie. Les autres accidents tertiaires sont très-rares ; nous n'avons pas vu une seule nécrose des os du crâne, très-peu de gommes ou de périostites, peu d'éruptions et pas une seule grave, se traduisant par de l'echtyma, du rupia ou des tubercules de la peau. N'y a-t-il pas, dans cette proportion, beaucoup plus grande d'accidents aussi visibles, une cause d'erreur pour un observateur superficiel ? De plus, si on s'en tient aux dires des Arabes et des voyageurs peu familiarisés avec la clinique, on rapportera invariablement à la vérole une foule d'affections qui lui sont totalement étrangères. On connaît la fréquence de la maladie, tout naturellement on veut la trouver partout : à chaque instant nous voyions des eczémas, des impétigos, des lésions osseuses dépendant de la scrofule mises sans hésitation par nos compagnons de route étrangers à la médecine sur le dos de la syphilis, qui en était pourtant fort innocente.

En résumé, et sans nous étendre davantage sur la question, la syphilis nous a paru infiniment moins grave pour les Bédouins que pour nous, tant par la rareté des accidents tertiaires que par la bénignité des secondaires, et leur guérison rapide et spontanée, en l'absence absolue de tout traitement. Nous en avons eu un exemple sous les yeux. Un de nos chameliers est parti avec nous de Sfakes en pleine poussée secondaire : plaques muqueuses de la bouche, croûtes dans les cheveux, ganglions engorgés, etc. Eh bien ! quoique dans de très-mauvaises conditions hygiéniques, marchant quinze à dix-huit heures par jour, dormant et se nourrissant fort peu et fort mal, il est rentré, après vingt jours de fatigues, parfaitement guéri de toutes ses manifestations.

Le docteur Henry Blanc a fait en Abyssinie les mêmes remarques que nous. Tout en constatant la très-grande proportion des individus atteints, qu'il fixe à 90 pour 100 (estimation que nous pourrions à peu près donner pour la Tunisie), il s'étonne du peu gravité de la maladie et de la bénignité de son évolution. Nous sommes heureux de voir un observateur aussi sûr partager notre opinion sur ce point.

Après la syphilis viennent, par ordre de fréquence, les maladies des yeux. Il est rare de rencontrer dans les douars un enfant vous regardant directement en face, avec des yeux complètement sains. Presque tous ont des conjonctivites accompagnées de kératites et d'ulcérations de la cornée. Beaucoup de ces kératites sont simples et ne diffèrent en rien de celles que nous voyons dans nos hôpitaux d'enfants ; elles guérissent avec des opacités de la cornée, plus ou moins étendues, que l'on retrouve chez un grand nombre d'adultes, principalement chez les femmes. Les conjonctivites avec granulations sont en minorité, quoique infiniment plus fréquentes que chez nous. La fonte de l'œil en est trop souvent la conséquence. La diathèse scrofuleuse, l'habitude de s'exposer, la tête découverte, à la fraîcheur des nuits, l'éclatante blancheur du sable sous les rayons solaires, la poussière soulevée par le vent, en plein air, et la fumée des foyers sous la tente, nous paraissent agir de concert pour multiplier les affections oculaires. Nous avons pu remarquer aussi quelques cataractes. D'après ce que l'on nous a dit, un chirurgien arabe de Kérouan les opère par abaissement du cristallin, à l'aide d'une épingle en or. Il a même, paraît-il, de fort belles statistiques.

Les maladies de la peau furent pour nous une grosse déception. Tout naturellement nous nous attendions à observer sur une vaste échelle ces cas de lèpre et d'éléphantiasis, si rares chez nous. La vérité nous force d'avouer que nous n'en avons pas vu un seul. Quelques gales, surtout au voisinage des villes, où les hommes vont la prendre chez les prostituées, quelques eczémas, prurigos ou ulcères des jambes, voilà tout ce que l'on rencontre, et encore n'est-ce pas très-fréquent. Deux fois seulement il nous fut donné d'observer des cas intéressants. La première, à l'oasis d'El-Guettar, il s'agissait d'une femme d'une trentaine d'années, forte et belle personne, qui portait sur les bras, les épaules et le tronc des taches étendues, couleur chocolat clair, sans desquamation épidermique, disparaissant par places, pour reparaître à d'autres, sans laisser d'altérations cicatricielles de la peau. Cette affection se rapprochait comme aspect du pityriasis rubra, auquel elle doit probablement se rapporter. Elle est d'ailleurs, au dire des habitants, assez rare dans le pays, et nous n'avons pas eu occasion de la retrouver. La seconde fois, c'était un homme d'âge moyen, ne paraissant pas, par exception, être syphilitique, qui était atteint depuis trois ans d'une ulcération à la région hyoïdienne, large comme une pièce d'un franc, recouverte d'une croûte épaisse, comme celle d'un rupia et présentant par dessous une surface ulcérée, surélevée, analogue à un large chancre induré. Je crois qu'il s'agissait là d'un bouton de Biskra, très-rare dans ces pays, quoique la latitude et les conditions extérieures du sol et du climat soient à peu près les mêmes que dans l'oasis algérien.

Ce peu de fréquence des maladies de la peau proprement dites et des manifestations cutanées de la syphilis nous a fortement surpris ; peut-être en doit-on chercher la cause dans l'usage journalier des bains chauds avec massage, dits bains maures, et des ablutions plusieurs fois répétées, tous soins de la peau que les Arabes pratiquent uniquement par religion, en satisfaisant, sans s'en douter, à une des premières lois de l'hygiène.

La petite vérole, par contre, paraît fréquente, à en juger par le nombre d'individus que l'on rencontre porteurs de cicatrices ; nous n'avons pu savoir quelle était sa gravité et dans quelle proportion l'absence absolue de vaccination augmentait la mortalité.

Il semble que chez ces populations à mœurs primitives les affections nerveuses, triste apanage de notre civilisation, doivent être inconnues. Elles existent cependant, quoique rares, et l'on s'étonne de retrouver l'hystérie dans un pays où les femmes sont traitées comme de véritables bêtes de somme, dont on s'efforce de développer bien plus le système musculaire que le système nerveux. Nous en avons vu deux exemples bien évidents : les malades mangeaient de la terre, avaient des perversions de la sensibilité, la sensation de boule, des bizarreries de caractère, etc., absolument comme chez nous. Chose remarquable, nous n'avons pas vu ni entendu citer un seul cas d'épilepsie ; et l'on sait pourtant que cette terrible maladie a toujours eu le privilége, en tout temps et en tout lieux, de frapper assez vivement l'attention pour ne pas pouvoir passer inaperçue. N'est-ce pas là un fait bien saisissant que cette absence ou au moins cette grande rareté du mal comitial dans un pays où l'alcoolisme est absolument inconnu ?

Nous ne saurions trop regretter de n'avoir pu recueillir quelques notions précises sur l'aliénation mentale chez les Bédouins. Il y aurait là une étude des plus intéressantes à faire. soit dans la fréquence et les caractères de la maladie, soit dans les résultats que donnent l'absence absolue de tout traitement et la liberté complète où sont laissés les aliénés. Malheureusement cela n'est pas possible. Chez les Arabes, comme chez les anciens Grecs, non-seulement l'aliéné circule librement, mais encore est considéré comme un être supérieur, manifestation vivante de la puissance divine que l'on ne peut ni approcher ni interroger, et il est impossible de savoir combien il y a de fous parmi ceux qui se disent saints ou marabouts. Dans les rues de Tunis, nous avons rencontré plusieurs fois des monomanes et hallucinés parfaitement reconnaissables, devant lesquels la foule s'écartait avec un certain respect. Je me rappelle, non sans une certaine émotion, un colossal nègre d'une vingtaine d'années, très-évidemment maniaque aigu, qui se livrait à toutes sortes d'excentricités dans un café maure, au milieu des consommateurs parfaitement tranquilles.

Quand, frappé par notre aspect étranger, il s'arrêta un instant droit devant nous, j'avoue n'avoir pas été aussi complètement rassuré ; j'étais sûrement le seul à me douter d'un danger quelconque !

Une chose digne de remarque, c'est l'absence absolue de tumeurs malignes, cancers, cancroïdes, etc. Nous n'avons pas eu l'occasion d'en voir un seul cas, et le docteur Henry Blanc a fait absolument la même observation en Abyssinie. Aussi les affections chirurgicales seraient-elles très-rares, n'étaient les plaies par armes à feu.

Celles-ci, par contre, sont extrêmement fréquentes ; et comment pourrait-il en être autrement dans un pays où tous les représentants du sexe fort, même enfants, ne marchent jamais sans un, quand ce n'est pas deux ou trois fusils? Et quelles armes ! anciens fusils à pierre, vieux tromblons de rebut, fusils modernes de pacotille, renforcés par des pièces de zinc ou de laiton, cent fois plus dangereux pour ceux qui s'en servent ou leurs voisins que pour les ennemis sur lesquels on tire ! Aussi il n'y a pas de Bédouin qui dans sa vie n'ait eu à subir plusieurs accidents, et c'est là surtout que peut s'exercer l'habileté des chirurgiens arabes. Peut-être à ce propos ne serait-il pas sans intérêt de dire quelques mots de l'état actuel de la médecine chez les descendants de la grande école arabiste.

Il est difficile pour les voyageurs de s'en rendre un compte exact. Dans les douars, la thérapeutique est complètement inconnue ; on se contente de charger toute la famille, voire même les chevaux et les chameaux, d'amulettes données par quelque marabout en renom et qui doivent éviter les dangers et éloigner la maladie. Si par hasard celle-ci survient quand même, c'est qu'alors l'ange du talisman a abandonné le malheureux, et ses parents et amis se trouvent tout naturellement excusés d'en faire autant. Tout au plus, s'il s'agit d'une femme ou d'une bête de prix à laquelle on tient spécialement, essaye-t-on le seul remède connu : la cautérisation par le feu, dont ils usent alors *larga manu* ; et c'est pitié de voir les malheureux patients labourés de cinquante ou soixante boutons de feu pour le moindre malaise. Quant aux véritables chirurgiens, ils gardent pour eux avec le plus grand soin le secret de leurs pratiques. Heureusement, grâce à M. Mattéi, pour lequel il n'y a pas de portes fermées en Tunisie, nous avons eu la chance d'être présentés à un illustre praticien de Sfakes. C'était un barbier en grand renom dans la ville, qui nous reçut fort bien et avec lequel nous avons échangé les rapports de la meilleure confraternité. Il se fit un plaisir de nous donner tous les renseignements possibles et même de nous montrer les malades qu'il supposait devoir nous intéresser. Nous pûmes voir ainsi un cas véritablement très-remarquable. C'était un jeune homme d'une vingtaine d'années, qui avait reçu dans l'épaule un coup de tromblon, ayant ouvert l'articulation et broyé l'os. Il n'avait pas hésité dans ce cas à réséquer à l'aide d'une mauvaise scie de charpentier la tête de l'humérus, et 10 à 12 centimètres du corps, fort étonné, nous dit-il, de retirer de la plaie une boule osseuse grosse comme la moitié du poing. Quinze jours plus tard, le malade sortait, et quand nous le vîmes, deux mois après l'opération, la plaie était complètement cicatrisée. Il s'était formé une fausse articulation permettant au malade de porter la main à sa bouche. L'abduction et l'élévation du bras étaient impossibles.

Du reste, notre confrère ne recule pas devant de grandes opérations, et il nous a dit avoir pratiqué avec succès plusieurs amputations de cuisse, malgré le manque absolu d'instruments. Nous lui avons montré nos trousses de voyage, qui excitèrent son admiration au plus haut degré, et il avait l'air de trouver qu'il n'était pas difficile avec de pareils moyens de faire de la bonne chirurgie.

Comme pour tous les médecins arabes, son plus puissant remède est le fer rouge; c'est par lui qu'il combat le tétanos, affection fréquente dans le pays, à cause de la multiplicité des plaies des mains par éclat d'armes à feu. Il emploie le même moyen contre les caries et nécroses, les engorgements ganglionnaires, les hernies récentes et les fistules lacrymales qu'il guérit fort bien en cautérisant le sac avec une aiguille d'or rougie. Aux fractures il applique des bandages assez élégamment faits avec des attelles en bois de palmier. Naturellement, il connaît fort bien la syphilis et sait même employer le mercure dans les cas graves en frictions et en fumigations. Pour la blennorrhagie, il est d'avis de laisser l'écoulement guérir tout seul, mais il n'hésite pas à ouvrir toujours au rasoir les bubons chancreux.

Outre les saignées et les ventouses, son arsenal thérapeutique ne se compose guère que du thapsia et de la scille maritime, fort abondants dans ces contrées, et dont l'usage est depuis longtemps journalier dans la médecine arabe. Presque tout le reste consiste en préparations superstitieuses dont le plus grand nombre est destiné à combattre l'impuissance, maladie fort redoutée des Arabes et pour laquelle on nous a souvent consultés. Elle n'existe d'ailleurs que dans l'imagination de ces hommes dont les passions toutes orientales sont toujours prêtes à taxer leur physique d'insuffisance.

Les pays musulmans, et, il faut le dire, la Tunisie en particulier, ont toujours eu, sous le rapport des mœurs, une réputation déplorable. Qu'y a-t il de vrai là-dedans ? où finit la vérité ? où commence l'exagération ? C'est en général la première question que, à son retour, on pose au voyageur, et nous courrions le risque, dans une feuille médicale où tout est permis, d'être trouvés incomplets si nous évitions les renseignements scabreux. Qu'on nous permette donc quelques mots sur ce sujet délicat.

La capacité sensuelle des Maures leur permet de tout embrasser, et les femmes sont fort appréciées dans le pays ; il en résulte un prix véritablement exhorbitant pour les sujets de choix. Un harem monté et suffisamment renouvelé est un luxe que quelques-uns seulement peuvent se permettre. Aussi la prostitution compte-t-elle dans les villes de nombreux adeptes, cantonnés par la police, non pas dans des maisons, mais dans des quartiers séparés.

Le gouvernement se charge de faire respecter les gros principes de la morale, et pendant notre séjour une véritable loi somptuaire vint réfréner le luxe de cette partie de la population féminine, qui en affiche le plus chez nos nations civilisées. Une ordonnance de police régla le costume, la coiffure et même la chaussure des filles publiques, de manière qu'on n'ait plus à les confondre avec les femmes honnêtes, ce qui, paraît-il, arrivait en Tunisie comme ailleurs. Il est difficile, du reste, sinon impossible, aux Européens de pénétrer le secret de leur vie. L'appât même du gain ne peut triompher de leur fanatisme religieux, et surtout de la crainte de leurs coréligionnaires. Quand on s'égare dans ces quartiers, c'est à peine si on peut saisir quelques détails de mœurs au milieu des invectives et des invitations peu polies à suivre son chemin.

Les Juifs, au nombre de 30,000 environ, à Tunis, ont aussi un quartier de prostitution distinct ; celui-là, facilement accessible aux Européens, mais ne leur offrant pas un aussi vif attrait de curiosité. En général, les parents exploitent eux-mêmes le plus ou moins grand nombre de filles que le ciel leur a envoyées, et le père en personne, sur le seuil de sa porte, fait valoir à l'étranger qui passe les avantages et les talents de sa jeune famille.

Mais, ne l'oublions pas, le bey lui-même n'a qu'une femme ; pour tout vrai Tunisien un peu haut placé cette question n'est que secondaire. Ce sont des passions plus spéciales au pays qui emportent toutes leurs préférences. Car, nous devons le dire, l'habitude existe et est aussi profondément répandue que possible Hâtons-nous d'ajouter que dans les pays musulmans la chose est loin d'avoir l'importance qu'elle a chez nous; elle est au contraire considérée comme toute naturelle, et l'abandon avec lequel on s'y livre exclut toute appréciation désobligeante. Ce serait à tort que l'étranger se formaliserait de retrouver à chaque instant les preuves vivantes du fait, dans les cérémonies officielles, dans les fêtes religieuses et même dans la politique. On obtient facilement d'un haut fonctionnaire une audience secrète, sans drogman ni personnage officiel, mais jamais on ne pourra éviter la présence du favori du moment, et l'on étonnerait fort tout le monde si on manifestait une pareille exigence. Aussi chacun obéit-il à ses goûts sans façons et sans préjugés, et c'est même un moyen facile d'être agréable à un supérieur que de suivre un chemin que lui-même préfère. N'avons-nous pas vu un chef arabe important se faire excuser auprès de nous de dérober quelques heures aux devoir sacrés de l'hospitalité en faveur d'un jeune sujet de distraction orientale, qu'il venait de récolter dans une tournée administrative ? C'était trop naturel, et nous aurions eu vraiment mauvaise grâce de ne pas comprendre son impatience. Lui-même, du reste, quelques instants après, s'efforçait, par l'affabilité de son accueil, de nous faire oublier que nous n'étions que les seconds dans ses préoccupations.

Combien de faits piquants, d'anecdotes personnelles n'aurions-nous pas à raconter, qui mieux que tout donneraient une idée juste de ce qui se passe ! Mais, au dernier moment, nous nous souvenons du monologue de Figaro ; ces détails seraient peut-être par trop caractéristiques, et toute vérité n'est pas bonne à dire.